AF363578

PETITE BIBLIOTHÈQUE UTILITAIRE

Un Problème Alimentaire

CHOCOLAT OU CACAO?

PAR

Emile DELAGE

Membre de la Presse parisienne

Étude illustrée de deux dessins satiriques

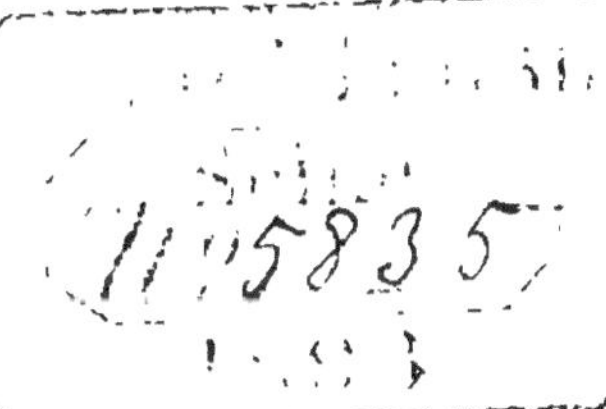

« En matière d'alimentation on se heurte à des controverses plus compliquées et plus abstruses que celles que fit naître la bulle *Unigenitus*. »

Edmond Lepelletier.

(*Echo de Paris*, 17 mai 1893.)

PRIX : 30 CENTIMES

PARIS

F.-B. LEGRAS, ÉDITEUR

11, Boulevard des Italiens, 11

Edition-Épreuve

AVIS DE L'ÉDITEUR

Les faits révélés par l'Auteur dans cette petite étude d'utilité domestique sont d'un intérêt assez vif pour que chacun se fasse un devoir d'aider à sa propagande.

Tout industriel ou marchand qui souscrira à un tirage important de la Brochure pour en répandre les exemplaires dans sa clientèle aura droit à y insérer à la place même du présent avis une annonce qu'il composera à son gré et dont le texte se reproduira sur tous les exemplaires commandés.

POUR RENSEIGNEMENTS :

S'adresser à l'Éditeur à l'adresse indiquée dans la page de titre.

Un Problème Alimentaire

CHOCOLAT OU CACAO ?

INTRODUCTION

L'industrie montre, dans la recherche des combinaisons nouvelles à appliquer à l'emploi des matières et produits de consommation, une ingéniosité sans doute féconde pour la fortune publique mais quelquefois aussi dangereuse pour les santés par ses innovations.

La chimie, à la fois son auxiliaire et son frein, n'est malheureusement pas encore assez éclairée par la science physiologique pour éteindre, en toute circonstance, nos inquiétudes, lorsque surgissent des controverses à l'endroit des mauvaises manipulations ; et ainsi grossit chaque jour la liste des problèmes à résoudre pour la garantie des estomacs.

Telle la question du meilleur aliment, en matière de chocolats et de cacaos en poudres, soulevée par un procès correctionnel fameux et devenue, malgré la solution judiciaire donnée aux poursuites, un sujet de grave préoccupation pour tous.

A la vérité, si la valeur alimentaire du cacao préparé en poudre reste un sujet de doute pour la consommation, le chocolat, lui, constatons-le d'un trait, reste inébranlable dans la position qu'il s'est conquise.

Brillat-Savarin, qu'il faut toujours consulter lorsqu'il s'agit de fixer un point touchant à la gastronomie ou à l'hygiène de la table, le définissait « un aliment aussi salutaire qu'agréable ».

Analysant ses propriétés, il ajoutait : « Il n'a pas, pour les beautés, les inconvénients du café dont il est, au contraire, le remède ; il convient aux personnes se livrant à une grande contention d'esprit, aux travaux de la chaire et du barreau ; il convient aux estomacs les plus faibles. »

Ce jugement de l'auteur de la *Physiologie du goût* a reçu la consécration la plus magnifique des longues années écoulées depuis l'époque où il le formulait, avec la sanction de tous les hygiénistes et chimistes les plus réputés : Bouchardat, Boussingault, Payen, Peligot et autres.

Aussi, la consommation grandissante du chocolat a-t-elle donné, de nos jours, à la fabrication de ce produit, le caractère d'une grande industrie.

En France seulement cette industrie est aux mains de très nombreuses maisons dont voici la liste relevée à l'Annuaire Didot-Bottin :

A PARIS

APPERT, rue de la Mare, 30.
ARNOU frères, rue Boileau, 33 *bis*.
BÉNÉDICTINS DE VARAZZE, rue 4-Septembre, 35.
BENOIT, rue Crillon, 7.

BÉRANGER, rue Ste-Croix-de-la-Bretonnerie, 16.
BERNARDET, avenue d'Orléans, 111.
BERTRAND (L.) et Cᵉ, rue Bezout, 26.
BODIN (Vᵉ), quai de la Tournelle, 27.
BOUTRY (Vᵉ), et fils, rue de la Comète, 6.
BRICOURT (J.), boulevard de la Gare, 68.
CARPENTIER frères, impasse Saint-Claude, 4 et 6.
CAZABON, rue de la Paix, 6.
CHOQUART, rue de Rivoli, 182.
COMPAGNIE COLONIALE, avenue de l'Opéra, 19.
COMPAGNIE FRANÇAISE, rue Sainte-Anne, 4.
COMPAGNIE GÉNÉRALE, rue des Haudriettes, 6.
CORTHÉSY (Paul), rue Saint Sébastien, 23.
COURTEFOIS, rue du Temple 14.
CULMANY, rue Saint-Placide, 40.
DARDONVILLE ET PELLETIER (Voir *Carpentier
    frères*).
DEBAUVE ET GALLOIS, rue des Saints-Pères, 30.
DEROSSY (G.), rue de la Chapelle, 125.
DEVINCK, rue des Mathurins, 5.
DRILLON (V. *Moreau*).
DUBOIS (A.) (V. *Benoit*).
DUFRESNE (J.), rue Auber, 19.
FERME MODÈLE DE VICHY, rue du Louvre, 44.
FOREST (H.), rue Croix-des-Petits-Champs, 23.
FOUCHER (L.), rue du Bac, 128.
FOULLON (J.), rue Saint-Martin, 69.
FOURCADE (E.), fils, rue de Vaugirard, 59.
FOURNERAUT frères, rue Duhesme, 15.
FROPPO (I.), rue Saint-Martin, 121.
GRONDARD, rue de l'Odéon, 1.
GUÉRIN, rue de Clichy, 43.
GUÉRIN-BOUTRON frères, boul. Poissonnière, 29.
HERVY (Vᵉ) et fils, faubourg St-Martin, 247.
IBLED, rue du Temple, 4.
JACQUIN (A.), rue Pernelle, 12.
JOBARD, rue des Entrepreneurs, 85.
JOLLY, boulevard de la Madeleine, 17.
JOUMIER (Vᵉ), boulevard Saint-Germain, 213 *bis*.
JUTEAU (Mˡˡᵉ), rue Bonaparte, 80.

LAGRUE (E.), boulevard Saint-Germain, 32.
LALLIER (J.), rue de Rivoli, 85.
LAMOUROUX, faubourg Saint-Honoré, 4.
LEFORT, rue Notre-Dame-de-Lorette, 9.
LEGARÉ, rue Vivienne, 10.
LELEU (Aug.), rue de Rivoli, 91.
LOMBART, avenue de Choisy, 75.
MARÉCHAL, impasse des Prêtres, 5, Passy.
MARQUIS (F.), p. Panoramas et rue Vivienne, 44.
MARQUIS-SIRAUDIN, place de l'Opéra, 3.
MATHIOT (Victor), rue de Bréa, 5.
MENIER, rue de Châteaudun, 56.
MEUNIER frères (V. *Lombart*).
MIRAULT, rue Lamartine, 42.
MOREAU, boulevard Beaumarchais, 37.
MOREUIL (V. *Courtefois*).
NORGET (D.), Palais-Royal, galerie Valois, 103.
PATOIS, rue de Bourgogne, 6.
PELLATON-DEMIERRE, rue Vieille-du-Temple, 15.
PELLETIER (V. *Compagnie française*).
PERDON, rue des Blancs-Manteaux, 38.
PERRON, rue Vivienne, 14.
PETIT (Charles), boulevard Haussmann, 87.
PIHAN, faubourg Saint-Honoré, 4.
POTIN, rue Palestro, 25-29.
PREVOST, rue de Clichy, 10.
PREVOST (Achille), boulevard Bonne-Nouvelle, 39.
PREVOST ET FILS ET ROGER, rue des Petits-Car-
    reaux, 8-12.
RATTE (Vᶜ), rue de Londres, 29.
RENARD (Marcel) et Cᶜ, rue Saint-Maur, 209.
RIBERETTE, rue de Tournon, 3.
ROLLAND ET HERVY (V. *Vᶜ Hervy et fils*).
ROUGIER-RAMBAUD et fils (V. *J. Froppo*).
SOCIÉTÉ GÉNÉRALE (V. *Cazabon*).
TAGNARD (Félix), boulevard St-Germain, 240 *bis*.
TRÉBUCIEN, cours de Vincennes, 25.
VANICINE-MAX frères, rue des Petites-Ecuries, 31.
VINAY (Pierre), avenue Malakoff, 156.
VINIT et Cᶜ (V. *Compagnie Coloniale*).

EN PROVINCE

Agen. — J. Thomas et Cie.
Aiguebelle. — Frères Trappistes.
Amiens. — Leroux, Magniez-Baussart et
    Fils.
Angers. — Isidore Bourigault, Gautron et
    Gaucher, Huet, Ménard.
Arles. — Boure, Anglade et Cie, Cantaloup
    et Catala, Carbonne.
Bayonne. — Arréguy, Arsuaga, L. Biraben,
    Carrère, P. Cazenave, Cristobal, Etche-
    parre, Fagalde, Mathieu et Eteguy,
    A. Holhagaray.
Beaune. — Ducordeaux.
Biarritz. — P. Cazenave jeune, Fagalde.
Blois. — Poulain.
Bordeaux. — Arcaute, Cathil, Cauhape,
    Deville, Dubroca, Emie, Louit frères et Cie,
    Maregge, Mentaberry, Métreau, Mistori.
Bouscat (Le). — Perrey.
Brignolles. — Henri Reboul fils.
Caen. — Denalle, G. Mollier fils, Lambert,
    V. Morillons, Témoins.
Cayrol (Le). — Abbaye de Bonneval (Cou-
    vent de Trapistines).
Chartres. — Levassort (maison Roger).
Clermont-Ferrand. — A. Vieillard aîné.
Danmarie-les-Lys. — A. Jacquin.
Espelotte. — J. Agorreca, J. Carriart, Hal-
    sonet, Larronde.
Fresnes. — Droulers fils.
Hasparren. — J. Harguindeguy, Hariague,
    Bernard Mathieu, Clém. Mathieu, Noblia.
Irissarry. — Curutchet, Delque.
Itxasson. — Hirrigoyen, Saint-Martin.
Lille. — Ed. Carlier, Vanazzi, Watrelot-
    Delespaul.
Lourdes. — Ve Bergenton, Mazuel, Pailhas-
    son.

Lyon. — ARNAUD, BERTRAND, BUARD ET Cᵉ, Isaac CASATI, Philippe CAZATI, CHIRPAZ, PAYRAUD ET Cᵉ.

Marseille. — D. ANDRÉ, ANGELVIN et fils, BESSÈDE fils, CARLES, CIMA, Vᵉ H. DROMEL, H. GIRY, LACHAMPS, Vᵉ LOMBARD, M. MOUREN, MUSY ET BAL, C. PALAIS, PLANCHUT, RIGOZZI, SALA, TASTEVIN.

Meaux. — HOUSSEAU.

Melun. — JOURNEIL.

Menilles. — A. PINAT.

Mondicourt. — IBLED.

Nancy. — Ed. CARLIER, VANAZZI.

Nantes. — J. BRECHOIR fils et J. MUNEREL, Ch. MARTEL, NIZAN-BERTHELOT, POUZIN ET MAUPOINT, E. ROBET, L. TUAL-SALMON, J. SUARD ET GAUTIER.

Nice. — BACHMANN ET BOVET, CIMA frères.

Noisiel. — MENIER.

Oloron. — B. BADENAS, LAPUYADE, MOYADE, G. VIVENT.

Orègue. — M. CANDELLÉ.

Orléans. — SAINTOIN ET Cᵉ.

Orthez. — A. GENTREU-BAILLAN.

Osseja. — LLORENZ, OBREZ.

Pau. — BAUDON, BLASCO.

Perpignau. — Jérôme CROS, FONTANO, J. FOSSATY, MUXART ET Cᵉ, PARIS, VASSART-FRIGOLA fils.

Rouen. — CARON ET BLONDEL, Georges HUE fils, LEGER, OTHON, QUEVAL, ROLANDEY.

Royat. — BOUCHET ET Cᵉ, DEVIN.

Saint-Etienne. — BAUDET, BEER, CAVALLERO, ESCOFFIER fils, GUICHARD, PAYRAUD ET Cᵉ, PUPIER, SEYVE-SATRE, VARENNE père.

Saint-Etienne-de-Baigorry. — BOURMALATZ ET JAUREGUY, ERRECALDE, TAMBOURIN.

Saint-Jean-de-Luz. — AMESPIL, BIDART, LAFOSSE, PASSICOT.

Saint-Palais. — Barthabure, Elissalt, Iriart, Jigoin, Lartigau, Montestruc.
Sare. — Michel Lastory, J. B. Lemoine.
Sezanne. — E. Vinot.
Soissons. — Terlet.
Tarbes. — E. Davantès.
Toulouse. — Louit frères et C⁰.
Tours. — Chalut-Voiry, G. Dejault, Guibert, Mercier et Blin, A. Pépin.
Troyes. — E. Rebours.
Ustaritz. — B. Arretchea, Haira, S. Olhaberry.

Ces maisons sont diversement importantes et même il en est de très modestes à côté de considérables. Mais peu importe. Sous l'étiquette de leurs raisons sociales ou sous des marques et appellations de fantaisie, elles écoulent ensemble moyennement, chaque année, une quantité de chocolats préparés de diverses façons, mais surtout en tablettes, qu'on peut évaluer à   millions de kilogrammes et dont la valeur marchande, fort difficile à préciser, n'est sûrement pas inférieure à   millions de francs.

Par les impôts considérables qu'elle acquitte à l'Etat, par les bras nombreux qu'elle emploie directement, par les légions d'intermédiaires qu'elle utilise à la vente, la fabrication du chocolat se présente donc comme l'une des branches de travail les plus intéressantes de notre pays.

Moins, beaucoup moins importante est la fabrication du cacao en poudre présenté, en ces derniers temps, comme une préparation destinée à supplanter le chocolat, puisqu'elle n'est exercée en France que par deux ou trois maisons et à l'étranger par un égal petit nombre.

Mais si, de ce côté, on a des forces peu nombreuses, on y est fort bruyant.

Des réclames mirifiques publiées à jet continu dans les journaux et soutenues par des orgies d'affichage sur les murs des villes et des campagnes, avaient fini par faire prendre aux gens, à l'endroit des préparations rivales de la fève de cacao, des vessies pour des lanternes, c'est le cas de le dire, et telle devint l'audace de certains boniments que les gens de science, chargés de la sécurité des santés, durent s'en émouvoir. Sous la pression des préoccupations publiques, un procès correctionnel fut intenté par le Parquet de la Seine, après avis d'experts, aux fabricants du cacao en poudre Van Houten, les auteurs et bénéficiaires de cette grosse agitation mercantile ; mais il n'a regrettablement pas abouti à fixer l'opinion perplexe. Depuis ce procès, comme devant, les esprits sont partagés sur la question de savoir s'il vaut mieux manger le cacao dans la forme de chocolat ou dans la forme de poudre.

Un fait resté indiscuté, c'est que la fève de cacao est un aliment de premier ordre. Mais comment la consommer ?

Chocolat ou cacao ?

Voilà ce que l'auteur se propose d'examiner ici dans le double intérêt des estomacs et de la richesse publique solidaire de la fortune privée des industries nationales.

Emile Delage.

CACAO, CHOCOLATS & POUDRES

D'abord, qu'est-ce que du cacao et qu'est-ce que du chocolat ?

Fixons ces points et l'on comprendra mieux ensuite le reste de nos explications.

Cacao. — Sous ce nom on désigne les graines ou amandes d'un arbuste de la famille des Malvacées — le cacaoïer — originaire de l'Amérique centrale.

Les fruits de cet arbuste sont des gousses oblongues de 10 à 12 centimètres de long, marquées de 5 à 10 côtes longitudinales remplies de graines.

Aplaties et entourées d'une pulpe gélatineuse, les graines sont de la grosseur d'une olive; la pellicule en est friable et la couleur d'un violet noir. Placées fraîches entre des nattes, on les y laisse fermenter quelques jours pour les débarrasser de leur acuité et faciliter leur conservation.

Les plus estimées proviennent du Venezuela, du Nicaragua, du Brésil et du Mexique.

Il en est importé en France environ 15 millions de kilogrammes par année.

Chocolat. — Sous ce nom on désigne un mélange intime de cacao et de sucre relevé avec des aromates, vanille ou autres.

Pour faire cette préparation, les amandes sont torréfiées comme le café, puis concassées après avoir été dépouillées de leurs coques. Broyé, le mélange du cacao et du sucre forme une pâte molle et homogène qui est, après complète trituration par de puissants cylindres sous l'influence d'une chaleur de 30 à 35 degrés, divisée, pesée et mise en des moules pour recevoir la forme des tablettes.

Soumises ensuite à la température de caves ou magasins très froids, les tablettes durcissent et finalement sont enveloppées dans des feuilles d'étain qui les conservent, puis empaquetées pour aller à la vente.

Le vrai chocolat n'est pas autre chose que cela.

La différence des qualités dans toutes les marques résulte uniquement soit du dosage des éléments du chocolat, soit de leur qualité plus ou moins grande. On comprend, en effet, qu'il y ait, dans les cacaos comme dans les cafés, des sortes plus ou moins choisies, et que l'on puisse employer des sucres plus ou moins riches. Mais, sauf ces degrés dans la valeur intrinsèque des composants du chocolat, rien n'y est suspect.

Il en est autrement de la composition des poudres de cacaos préparées pour la consommation directe, celles-ci ne pouvant pas se conserver en nature.

Le cas de la poudre Van Houten

—

En se dressant par le ton de ses réclames en concurrente passionnée de son aînée, presque en ennemie, l'industrie des poudres de cacao avait troublé l'antique quiétude des estomacs à l'endroit des préparations du fruit du cacaoïer, et dès lors la question du meilleur aliment, jadis soulevée par les railleries de la malignité publique, à l'occasion de la multiplication des marques de chocolat, s'était réellement et cette fois bien sérieusement posée.

A quelle forme d'emploi du cacao les amis de la précieuse fève doivent-ils donner la préférence pour satisfaire les exigences d'une saine alimentation?

Est-ce au cacao préparé en poudre, est-ce plutôt au chocolat proprement dit?

Tel était le problème.

Des études comparatives des produits des deux industries rivales furent entreprises, et si rien ne fut trouvé à redire sur le chocolat par les experts, il advint qu'ils se partagèrent sur les poudres, l'analyse ayant fait constater chez elles soit des soustractions de beurre, le principe essentiel du cacao, soit des adjonctions de matières étrangères chargées d'assurer la conservation de ce beurre.

En 1885, M. Bardy, chef du laboratoire des

contributions indirectes, avait été chargé par le Parquet de la Seine d'analyser la plus bruyante de ces poudres, celle connue sous le nom de Van Houten, particulièrement mise à l'index par le Laboratoire municipal de Paris. Si M. Bardy conclut alors à l'inocuité des matières étrangères trouvées dans le fameux cacao, il demeura tout de même suspect et, en 1893, de nouvelles expertises en étaient demandées à MM. Riche, chimiste, de l'Institut, et Brouardel, doyen de la Faculté de médecine.

Des médecins et des publications médicales, complaisants, sans doute à bon droit, avaient proclamé la poudre Van Houten un produit bienfaisant; MM. Riche et Brouardel ayant trouvé dangereuses les adjonctions qu'ils y avaient reconnues, ces attestations commencèrent à subir une éclipse.

Un procès fut décidé par le Parquet, et c'est ainsi que les fabricants du cacao Van Houten se trouvèrent déférés à la police correctionnelle sous la prévention ni plus ni moins d'avoir mis en vente du cacao falsifié par *enlèvement de beurre* et par *addition de potasse*, avec cette circonstance que *ledit cacao contenait des mixtures nuisibles.*

Nous avons suivi et fait connaître dans le grand journal le *Siècle*, de Paris, toutes les circonstances de ce procès d'un intérêt si puissant pour la santé publique, lorsqu'il a eu lieu. Ouvrons donc la collection de ce journal, et, pour éclairer l'envers et l'endroit de la question, reproduisons simplement nos constatations d'alors.

FAITS DU PROCÈS

I. — *Siècle* du 25 avril.

« Les débats de la première audience de l'affaire Van Houten devant la huitième chambre du tribunal correctionnel de la Seine, ont établi, avec la prévention, que le cacao Van Houten, que les fabricants annoncent ne contenir que du cacao pur soluble et de premier choix, ne présente réellement à l'analyse que 30 0/0 de beurre au lieu de 50 0/0 que contient naturellement le cacao; puis, que l'on trouve réellement dans la composition de ce produit des adjonctions potassiques artificielles.

« Appelés en témoignage comme contre-experts, MM. Bardy et Vincent ont reconnu l'exactitude des imputations dirigées contre la poudre Van Houten; mais, à les en croire, les éléments potassiques qu'on y trouve n'auraient pas le caractère chimique que leur prêtent MM. Riche et Brouardel, et, leur mélange, reconnu indispensable pour la préparation du produit, ne rendrait point celui-ci dangereux pour la santé publique.

« Je ne digère pas le chocolat, mais je digère le cacao Van Houten », a ajouté M. Bardy, à qui M. Vincent a fait écho.

« De la part d'hommes de science, une telle conclusion est faite pour surprendre, et, révérence parler, elle a tout l'air d'une attestation de complaisance. Qu'importe, en effet, que ces messieurs, individuellement, digèrent bien ou pas, le beurre du cacao naturel ? Cela prouve-t-il que tous les estomacs aient leurs exigences ou leurs délicatesses et se doivent de les copier ; surtout, cela prouve-t-il que l'annonce promettant du cacao pur sous la forme d'une poudre qui ne réalise pas cette promesse ne soit pas fallacieuse et mensongère vis-à-vis de l'acheteur confiant, et ne constitue pas, en droit, une tromperie sur la marchandise vendue ?

« La défense est maigre, et, pour nous, qui jugeons le procès en impressionniste, nous devons convenir de ces demi-aveux que la réclame Van Houten a peut-être trop abusé de son droit à en imposer au public.

« Le vieil antagonisme d'Hippocrate et de Galien si jalousement entretenu par les experts et contre-experts entendus dans l'affaire en imposera-t-il aux juges, et, leur doute, savamment grossi par les périodes de l'avocat du « meilleur des aliments » profitera-t-il à la fin à la marque Van Houten ? Nous émettons l'espoir, nous, qu'il profite plutôt aux estomacs inquiets.

« S'il est avéré que la poudre Van Houten est privée notablement du beurre qui constitue essentiellement la valeur alimentaire du cacao naturel, elle doit être proscrite de la circulation au même titre que l'est le lait étendu d'eau ou débeurré, au même titre que l'est le vin mouillé ; à plus forte raison cette mesure s'impose-t-elle si cette poudre joint à sa nature trompeuse l'addition de sels potassiques.

« Un chimiste très distingué, qui a étudié le chocolat et les poudres de cacao produites en vue de la consommation directe sous cette forme, et qui a fait cette étude dans un pur esprit de spéculation expérimentale, M. P. Carle, a formulé cette conclusion que la vulgarisation du cacao sous la forme de poudre « est le rebours d'un progrès au point de vue alimentaire ».

« Son opinion se trouve singulièrement mise

en valeur par les faits du procès Van Houten et elle doit être retenue.

« Le cacao ne pouvant pas être présenté pur en poudre à la consommation comme succédané du chocolat, s'il n'est additionné de matières étrangères destinées soit à neutraliser la rancidité de son beurre, soit à faciliter sa solution, la poudre de cacao dite pure ne peut être « le meilleur des chocolats ».

II. — *Siècle* du 2 mai.

« Quelques réflexions d'à-propos.

« Du temps de Racine, nous le savons par ses *Plaideurs*, les juges dormaient volontiers devant les avocats, et peut-être la justice, dans leurs sentences, n'y perdait-elle pas toujours.

« Nos modernes juges ne dorment pas aux audiences. Si c'est motif de les louer, c'est aussi motif de les plaindre, car leur conscience, comme leurs oreilles, est souvent mise, au Palais, à dure épreuve par les professionnels de la chicane ergotant et argumentant devant eux, au nom des parties, sur des distinguo sans rime ni raison et toujours finissant, comme l'Intimé devant Dandin, par rendre indiscernable la vérité généralement limpide au début des causes.

« Que, d'aventure, des chimistes, hygiénistes et physiologistes, appelés en témoignage devant le tribunal, comme dans l'espèce du procès Van Houten, viennent aggraver des impedimentas de leurs contradictoires théories, les finasseries intentionnelles des avocats, et c'est fini pour le bon droit de compter s'y faire jour ; les juges ayant de chaos la tête troublée ne peuvent plus promettre, en effet, de le distinguer. En leur confusion des choses, s'ils ne condamnent, comme Dandin, un chien aux galères pour avoir dérobé un chapon, ils relâcheront le maître responsable, sans pour cela mériter véritablement de voir leurs décisions taxées d'injustice.

« Dans l'affaire qui nous occupe, la sentence attendue relaxât-elle sans réserve les fabricants du cacao Van Houten que nous n'en serions pas le moins du monde étonné...

« *Adhuc sub judice lis est.* Mais quoi ? Le cas échéant, sera-ce une raison de ne plus nous méfier du « meilleur des aliments » ? Il n'y a point de fumée sans feu.

« De quoi s'agit-il ? De ceci : oui ou non, le cacao, que l'on s'était habitué, depuis l'origine de son introduction dans la consommation, à employer, après torréfaction, sous la forme du chocolat, c'est-à-dire associé simplement avec des aromates et du sucre, qui est lui-même un produit alimentaire de premier ordre, peut-il, réellement, s'offrir comme succédané du chocolat, sous la forme de poudres pures et solubles ; particulièrement la poudre Van Houten, qui s'annonce comme du cacao de cette nature, ne ment-elle pas à sa promesse ?

« Voilà toute la question soulevée dans le procès de l'espèce et sous ces deux aspects elle est aujourd'hui bien éclairée...

« Lorsqu'il achète, sur la foi d'étiquettes, du cacao dit pur et soluble, le consommateur n'a en vue ni de partager les irrésolutions des chimistes et des médecins sur les effets physiologiques des combinaisons potassiques, considérées en bloc comme antihygiéniques, ni de plaire aux fabricants ; ce qu'il se propose, c'est servir sa santé ; voilà tout.

« Pour juger à leur valeur, au surplus, toutes les chinoises distinctions exposées à la barre du tribunal par les experts sur le pour et

le contre des ingestions potassiques avec le
cacao comme véhicule, et surtout pour apprécier sur ce point, les variations de M. le professeur Gautier, il faut particulièrement rappeler
les luttes dont le plâtrage des vins a été le prétexte pour les physiologistes. Alors que pour
Chancel, Bérard et Cauvy, Bussy et Buignet les
vins plâtrés étaient sans inconvénient sanitaire,
pour Payen, Chevalier, Barral, Michel Levy,
Poggiale, ils devaient être considérés comme
insalubres et rejetés définitivement de la consommation, ce qui a été obtenu en partie par la
loi du 11 juillet 1891, limitant à deux grammes
par litre le sulfate de potasse toléré.

« Ces luttes ont un historien : M. Gautier lui-
même, qui conclut ainsi à leur sujet dans son
ouvrage sur la sophistication des vins : « Je
pense, pour ma part, que, quoiqu'il soit difficile
d'établir que l'usage continu des vins moyennement ou légèrement plâtrés soit sensiblement
nuisible à la santé, la pratique du plâtrage
devrait être abandonnée. »

« Sous le prétexte que la potasse ne se tradui-
rait qu'en phosphate dans le cacao Van Houten,
M. Gautier ne le condamne pas comme dans le
vin. En vérité, c'est de la fantaisie, sinon de
l'hérésie scientifique, autant que cette autre
affirmation singulière du même tendant à établir
que le débeurrement du cacao est « un gain alimentaire ». M. le professeur Carle, nous l'avons
dit, n'est guère de son avis...

« Dans cette question du cacao, ce que nous
dit le bon sens, c'est que la précieuse fève ne
s'offre pas vainement à nous avec ses qualités.
Le beurre, qui constitue un principe alimentaire
de premier ordre dans le lait, ne saurait perdre
ce caractère dans le cacao parce qu'il s'y trouve
en proportion considérable. L'en éliminer, ce ne
peut être qu'au détriment de sa valeur alibile. »

APRÈS JUGEMENT

***

Opinion de M. PASTEUR sur le point d'hygiène.

Opinion de M. WALDECK-ROUSSEAU sur le point de droit.

(*Siècle* du 10 mai.)

« Les fabricants de cacao Van Houten sont
« renvoyés des fins de la poursuite sans dépens ».

« Ce résultat, nous l'avions prévu, et il n'a
sans doute surpris que ceux-là mêmes à qui il
profite.

« Jeudi dernier, le matin, après avoir pris con-
naissance du jugement qui relaxait MM. Scheffer
et consorts, nous nous présentions rue Dutot,
au domicile de M. Pasteur, notre grande illus-
tration scientifique, et nous avions la bonne
fortune d'être reçu par lui en son cabinet.

« — Maître, lui dîmes-nous, je viens en appeler
au tribunal de votre haute science, et dans le
seul but de fixer l'opinion inquiète, d'une question que voici.

« Des fabricants, prétendant réaliser un progrès sur l'industrie du chocolat, qui emploie le
sucre pour faciliter la consommation du cacao,
vendent comme du cacao pur une poudre que
l'analyse a démontré ne contenir qu'une partie
très réduite — 30 0/0 au lieu de 50 0/0 — du

beurre que contient naturellement la fève du cacaoïer. d'autre part, l'analyse a appris qu'il se trouve dans cette poudre 4 grammes 04 pour cent de sels de potasse, alors que le cacao n'en présente naturellement que 1 gramme ou env'ron. Le parquet ayant trouvé dans ces constatations les éléments d'un délit, a fait aux fabricants de la poudre en question un procès correctionnel qui vient de se terminer par un acquittement, apparemment parce que les experts commis pour apprécier le corps du délit ont troublé la conscience des juges par leurs appréciations contradictoires, et que ceux-ci, respectueux des principes du droit, n'ont pu que faire profiter les prévenus de leur doute.

« Les prévenus sont saufs, mais la santé publique l'est-elle ?

« L'expert du parquet, l'honorable M. Riche, avait cru pouvoir affirmer que les sels de potasse trouvés en proportion si considérable dans la poudre de cacao incriminée, y avaient le caractère de carbonate : M. Bardy, M. Vincent, M. Dujardin-Beaumetz et M. Armand Gautier, témoins à décharge, ont contesté qu'ils eussent ce caractère, et d'après eux ils s'y traduiraient en phosphate. Revenant en partie sur ses affirmations premières, M. Riche a fourni au cours des débats des explications dont on a pu conclure que ses expériences étaient restées incertaines. En tout cas, appelé à dire si la potasse ingérée dans la proportion où elle se trouve dans le produit pouvait ou non constituer un danger pour les santés, M. Riche s'est tu ; M. Brouardel a dit oui et M. Gautier, non. Qui a raison ? Qui a dit la vérité ?

« — Du cacao et de sa nature, je ne vous dirai rien, nous a répondu M. Pasteur, car je n'ai jamais eu l'occasion d'étudier ce produit à aucun point de vue. Mais ce que je sais du procès dont vous m'entretenez m'autorise cependant à vous avouer que j'ai été impressionné par la diver- gence des vues soutenues par les chimistes. C'est une question très délicate que de conclure sans réserve sur des expériences de laboratoire et je m'explique que MM. Riche et Brouardel aient eu des scrupules.

« En tout cas, j'ai la plus grande estime pour la science de ces miens collègues et elle cons- titue, à mon avis, une présomption tout à fait en faveur des doutes mêmes qui les ont agités.

« — C'est-à-dire, monsieur Pasteur, qu'à la place du tribunal vous leur eussiez probable- ment donné raison plutôt qu'aux autres experts?

« — Sans aucun doute.

« — Maître, encore un mot. M. Armand Gau- tier, parlant en chimiste, a mis en échec M. Riche en affirmant qu'il s'était trompé sur la nature des sels potassiques trouvés dans le cacao Van Houten ; parlant en médecin, il a affirmé, contre l'opinion de M. Brouardel, que les ingestions potassiques ne sont pas dangereuses pour la santé publique. Que pensez-vous de ces affir- mations ?...

« A cette question, M. Pasteur s'est levé. Sai- sissant la main que nous lui tendions pour prendre congé, il la serra cordialement et pour toute réponse il eut cette exclamation : « Heureux sont ceux qui, en ces matières, peuvent avoir une foi aussi absolue ! »

« Cette opinion souveraine et bien précise en sa forme dubitative obtenue sur le point d'hygiène, nous avons voulu la doubler d'une opinion égale- ment autorisée sur le point de droit. Dans cette intention, nous sonnions hier matin rue de l'Université, 85, chez M. Waldeck-Rousseau, et l'éminent avocat voulait bien nous recevoir aussitôt.

« Voici à peu près notre conversation rappor-
tée.

« — Cher maître, connaissez-vous les incidents
du procès Van Houten, qui vient d'occuper
l'attention publique ?

« — Oui. — Que dites-vous du jugement in-
tervenu ? — Je ne le connais pas. — Le voici...

« Et nous présentons le texte du jugement à
M. Waldeck-Rousseau, qui nous dit, après l'avoir
attentivement lu : — « Que me demandez-vous
exactement ? »

« — Votre sentiment sur la question de savoir
si le tribunal a bien jugé la question de la prévention.

« — *Res judicata pro reritate habetur*...

« — Je le sais, monsieur Waldeck-Rousseau ;
aussi bien me gardé-je de contredire personnelle-
ment à l'axiome de notre vieux droit. Mais, déga-
ger la moralité générale d'un procès, comme je
demande à votre sagacité de jurisconsulte de
m'aider à le faire, ce n'est pas critiquer une dé-
cision judiciaire.

« Dans l'espèce, de quoi s'agissait-il ? d'une question de falsification d'un produit naturel. Or,
qu'est-ce qu'une falsification ? D'après la loi du 27
mars 1851, articles 1er et 2 et 243 du code pénal, falsi-
fier une substance alimentaire, c'est additionner
cette substance d'une autre substance avec l'intention de livrer le mélange à l'acheteur sans en
faire connaître la véritable composition.

« C'est bien le cas du cacao Van Houten que
les fabricants, dans leurs annonces et leurs étiquettes, disent pur et soluble quoique leur produit ne soit pas pur, puisqu'il est privé d'une
portion de son beurre, et que sa solubilité ne
soit obtenue que par l'intervention d'un mélange
de potasse.

« Du reste, relisons le jugement :

. . . .

« *Attendu qu'à l'état brut le cacao pur a été reconnu*, à l'analyse chimique, *comme contenant cinquante pour cent de graisse végétale appelée beurre de cacao, constituant la substance nutritive*, d'un gramme vingt-neuf centigrammes de sels de potasse et pour le surplus de matières organiques écorce ou autres substances inertes et impropres à l'alimentation ;

« Que les fabricants de cacao Van Houten, pour préparer le produit présenté à la consommation sous la forme d'une poudre enfermée dans des boîtes métalliques, ont imaginé, d'une part, *d'enlever au cacao brut vingt pour cent de matières grasses ou butireuses*, afin de rendre l'aliment plus digestif et de faciliter la transformation de la pâte en poudre ;

« *Que, d'autre part*, ils ont cherché à augmenter la solubilité de cette poudre dans l'eau bouillante, ainsi que les propriétés digestives, *en élevant de 1 gramme 29 à 4 grammes 04 pour cent les proportions de sels de potasse...*

« C'est précis, n'est-ce pas, et la prévention était bien d'accord avec la loi ?

« — En ces sujets, nous répond M. Waldeck-Rousseau, les tribunaux peuvent hésiter. La législation sur les falsifications, qui vous paraît claire, ne précise pas assez ce qui, en la matière des préparations alimentaires, est ou n'est pas licite. Des arrêts de la Cour d'Amiens sur des espèces de falsifications de poivre ont cependant fixé des points importants.

« D'après ces arrêts, tout industriel ou commerçant qui modifie un produit alimentaire en lui adjoignant des matières étrangères et vend ce mélange sans faire connaître exactement aux

acheteurs et la proportion pour laquelle y entre
le produit naturel qui en est la base, et le nom
et le dosage des divers éléments qui en achèvent
la composition, contrevient à la loi.

« Cela peut être le cas du cacao Van Houten
qui ne se présente pas à la vente avec ses seuls
composants naturels et qui, cependant, ne dé-
clare pas aux acheteurs ce qu'il contient. Mais,
dans la circonstance, les discussions des chimistes ont visiblement fait dévier le débat et
amené les juges à prononcer sur une question
d'hygiène, devant laquelle leur conscience s'est
trouvée perplexe; et ainsi ie point initial de la
falsification a été oublié.

« — Concrétez votre appréciation. En résumé,
vous croyez que le tribunal a jugé *à côté?* —
Parfaitement...

« Voilà, lecteur. Après cet avis, que dire de
plus, sinon que notre conseil de l'autre jour
reste plus que jamais d'à propos : *le cacao pur
en poudre soluble ne pouvant pas exister
dans la circulation, c'est au chocolat seulement qu'il faut s'adresser pour le consommer. Hors cela, on ne peut être que doublement
ment dupé : dupé du côté du beurre du cacao,
dont les préparations en poudre diminuent
la teneur naturelle, et dupé du côté des sels
potassiques, qui y sont, au contraire, arti-
ficiellement augmentés. »*

Un Cas de Vomito Negro

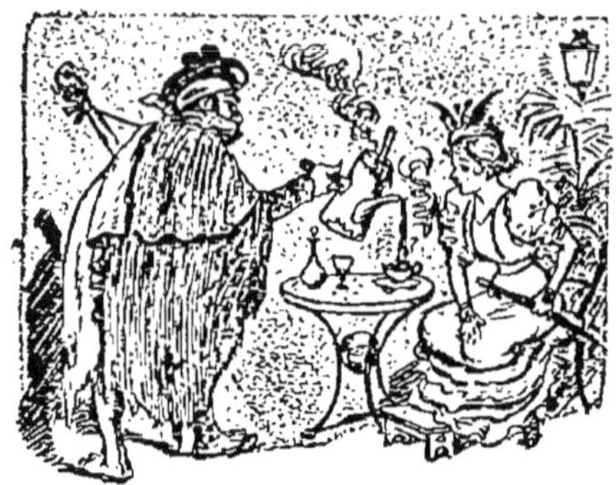

— Le Señor Satanas Chocolatez, pour se venger de la Parisienne qui le traite de rastaquouère, l'empoisonna

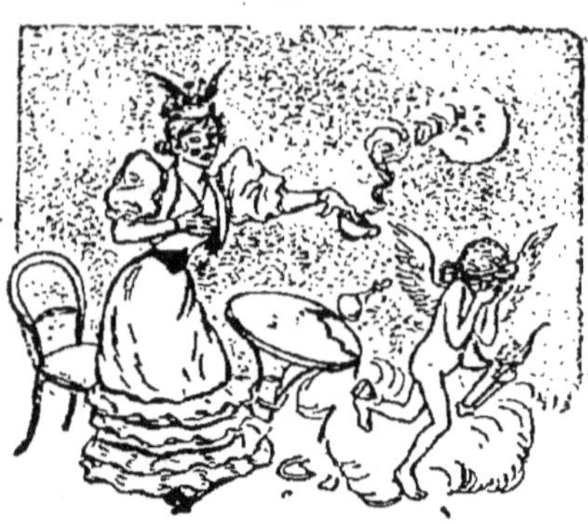

avec une tasse de chocolat. — Aussitôt l'infortunée devint toute noire et l'Amour s'enfuit à son aspect.

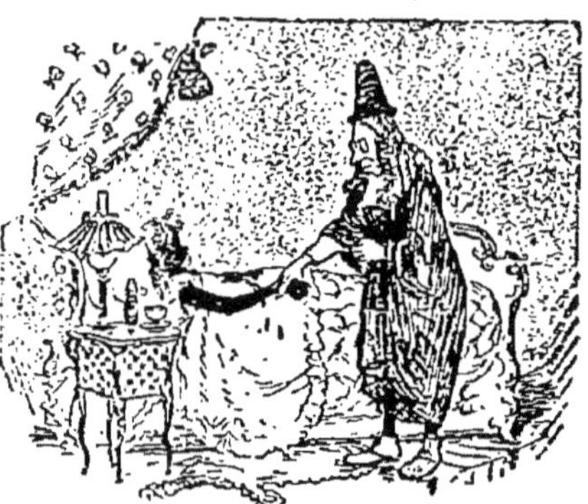

On fit venir un fameux docteur qui conclut à un cas foudroyant de Vomito negro résultant de l'emploi du chocolat néfaste

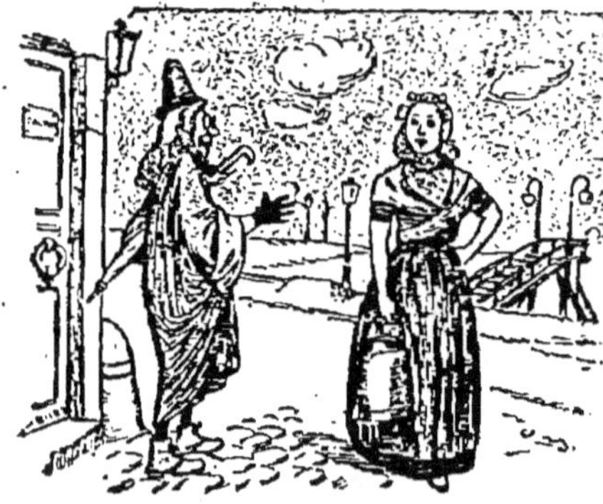

Sortant désespéré sur le sort de sa malade, il fit la rencontre d'une Hollandaise éblouissante de fraîcheur : « Vos vingt ans et votre vertu, lui dit-il, ne peuvent être les seules causes de votre beauté ? »

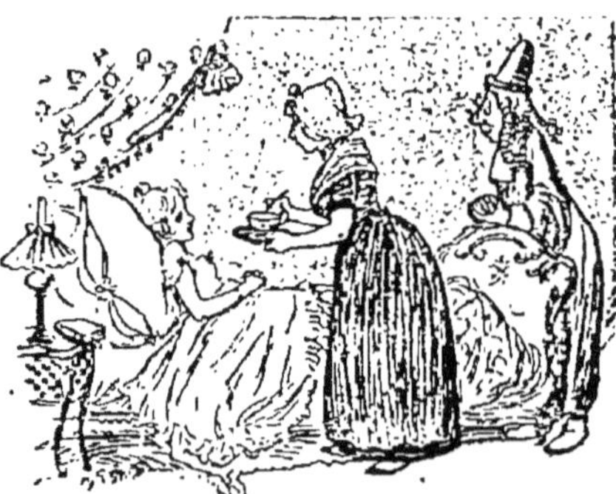

« En effet, docteur, je la dois à l'usage agréable et journalier du Cacao Van Houten ! » — Venez donc, bonne Hollandaise, sauver votre sœur la Parisienne qui meurt empoisonnée !

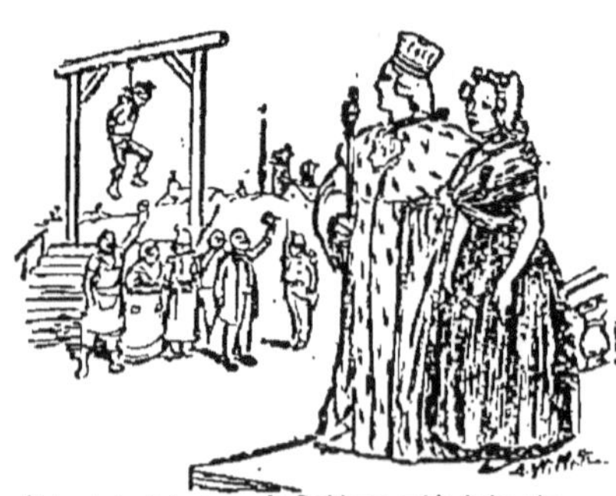

Grâce à ce divin cacao, la Parisienne guérie devint plus belle et encore plus gourmande.
Van Houten fut décoré et la justice française fit pendre le noir et huileux Señor Chocolatez.

PARIS. — IMPRIMERIE CHAIX. — 17171-6-93. — Gaston Lamère.

La satire, à la rescousse!

Relevés des imputations criminelles dirigées contre eux, les fabricants du cacao Van Houten se sont vengés de leurs tribulations judiciaires en se lançant dans une nouvelle réclame monstre qui emprunte jusqu'à l'imagerie ses moyens de propagande, comme nous le montrons en reproduisant le fac-simile d'un de leurs prospectus.

Dans cette image, le crayon ne laisse pas d'être plaisant, mais l'inspiration est bien un brin calomnieuse.

Les légendes qu'on y lit ne tendent-elles pas à présenter le chocolat — l'ennemi — comme un produit dangereux? Mais l'outrance même de leur malignité ne peut, semble-t-il, que rendre suspect au consommateur le produit qui, pour accaparer l'acheteur, emploie de tels procédés de sollicitation.

La satire est multiple et l'on trouvera de bonne guerre que l'on ait songé à opposer au crayon auxiliaire du charlatanisme industriel un crayon vengeur des estomacs.

Un dessin esquissé par un artiste de talent, en vue de sa publication dans un journal très connu, avait été conçu dans cette idée, mais il est resté inédit. L'original étant venu entre nos mains, nous le conservons comme un témoignage de la passion soulevée par ce procès et comme un document amusant et somme

Sus à l'Invasion étrangère !

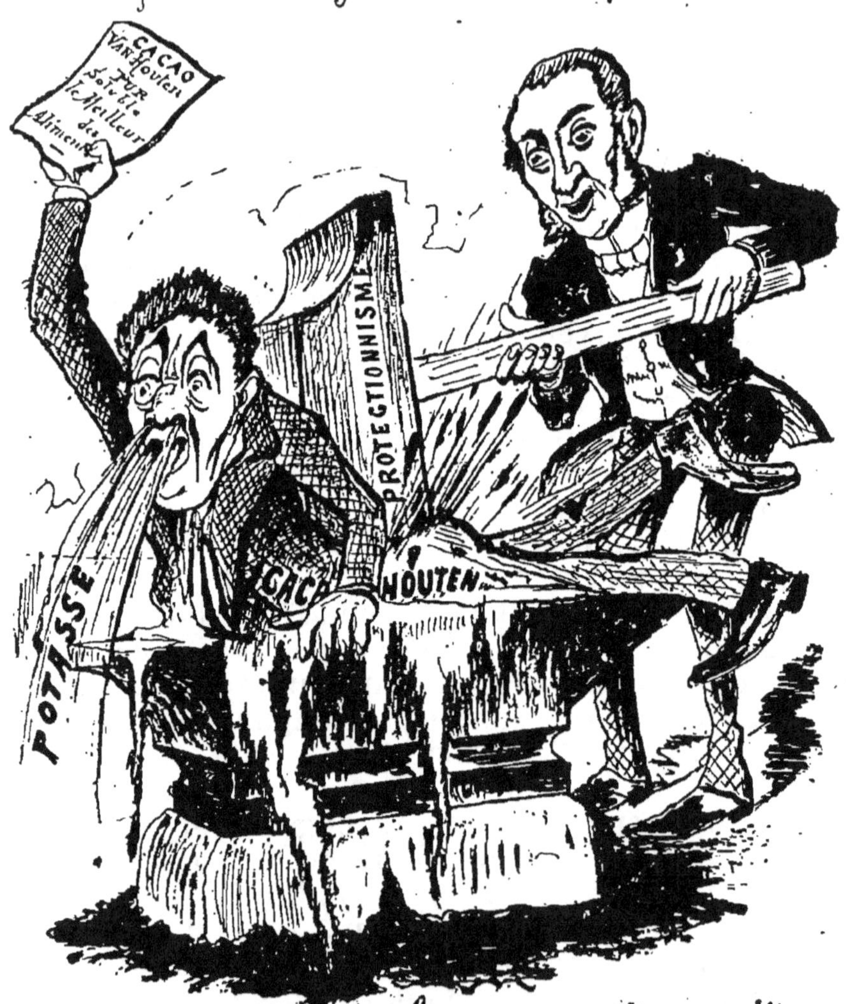

« Allons ! M. Méline un bon mouvement pour protéjer
la Santé publique contre le "Meilleur des Aliments" »

toute très suggestif. A tout prendre, le conseil de la légende n'était point si mal pensé. On prohibe pour des raisons de protection purement doctrinale bien des produits qui rendraient à la consommation des services au lieu de l'inquiéter.

CONCLUSION

Hic.

Les points que le procès fait par le Parquet de la Seine au cacao Van Houten a mis en valeur sont les suivants :

1° La préparation dite « cacao Van Houten pur et soluble » est un produit artificiel où les éléments constitutifs du cacao naturel ont subi une notable altération ;

2° Le cacao Van Houten dit « pur » contient sur 100 parties, 30 parties seulement du principe nutritif appelé beurre de cacao, au lieu de 50 parties qui sont contenues dans le cacao naturel ;

3° Le cacao Van Houten contient une quantité de combinaisons potassiques qui excède de 3 0/0 la quantité normale du cacao naturel ;

4° Alors que dans le cacao naturel l'acide phosphorique l'emporte en quantité sur la potasse, dans le cacao Van Houten la proportion est renversée et la potasse l'emporte sur l'acide phosphorique.

Voilà ce qui est acquis.

Quels sont, physiologiquement parlant, les effets des combinaisons potassiques ingérées dans l'estomac ?

C'est la question qui n'a pas été scientifiquement élucidée et c'était, au fond, la seule qui intéressât le public.

A chacun donc de conclure à l'endroit des chocolats et des poudres dites solubles suivant sa confiance ou ses défiances.

Nous sommes, nous, de l'avis du Sage quant aux poudres : Dans le doute nous nous abstenons.

6417—Paris, Imp. J. Kugelmann, 12, rue Grange-Batelière.